ひとりふたり・・　聞法ブックス 4

健康であれば幸せか

親鸞さまと私

駒沢 勝

法藏館

目次

健康であれば幸せか　親鸞さまと私

装　丁　谷中雄二
装　画　赤木あゆ子
企画監修　田代俊孝

❖念仏者の母との対話

私の両親はかなり熱心な浄土真宗の信者であり、何かにつけて私たちに念仏をすすめていた。しかし念仏の教えは理解し難い上に、非合理的に思え、どうしても親しみを持つことができず、反発し続けていた。

母と私の間には、よくこんな会話があった。

「勝《まさる》よ、一つお願いがある」

「なんだ、言ってみろ」

「これ、これ。これをしてくれよ」と両手を合わせて、念仏せよと言うのである。

「あーあ、念仏のことか。ああ、わかった。わかった」と言って、いかにも面倒くさそうに、

「ナンマイダブ、ナンマイダブ、ナンマイダブ……」と数回吐《は》き捨てるように言って、

「これでいいだろう」と言うと、母は満足そうに、

「うん、それでいい。それでいい。ありがとう」と言っていた。

こんなふうに、両親、とくに母親は、お願いだからと言って、念仏を迫《せま》ってきたが、心の中では、こんなアホらしいものという感じで、反発は大きくなるばかりだった。

それよりも、今の文明的考え方、科学的考え方がはるかにわかりよく、納得がいき、確実性があり、よほど頼りがいを感じていた。事実、私は科学的考え方にもとづいて生活をしており、医学という学問の上に立つ医療にたずさわっていることに誇《ほこ》りをもっていた。

一方、いつ頃からか、医学や科学に疑問を抱く場面に遭遇《そうぐう》することもあった。それでも、それは自分の努力が足らないためだとか、今後の進歩によって解決するだろうとか自分に言い聞かせて、どこまでも科学にすがろうとしていた。

しかし、受け持ちの白血病患者がついに死んだとき、医学・科学の限界を強く感じ、

科学では人はとうてい幸せになれないのではないか、と思うようになった。

こうして、これまで生活の基本・生き方の拠《よ》り所としていた科学的・合理的考え方が、何か頼りなく思えてきたとき、これまで反発し続けてきた宗教とか念仏とかいうものが、急に大きく、確固たるものに見えてきた。それは富士山のようにどっしりとしていて、科学や医学が、まるでそのまわりに浮いている雲のように感じられてきた。

この気持は、一気に私を宗教に引きつけた。私は親鸞聖人の著書などを何冊か読み始めた。しかし解説書を頼りに読んでも、いずれも実に難解で砂を噛《か》むようで、とても私の心の支えになるような代物《しろもの》ではなかった。

しかし、数年の後に、ハッとわかるようになった。読んでいて幾度となく膝《ひざ》をたたき、心がうきうきするようになった。無味乾燥だった文章がみずみずしく迫ってくるようになった。

❖健康であれば幸せか

私は小児科医で、子どもを相手に生活している。生来《せいらい》の子ども好きのためか、どの子もあどけなくかわいい。そんなかわいい子どもが死んでゆくのも多く見たし、また脳性麻痺《まひ》や奇形など、不治の病を一生背負って生きていかねばならぬ子どもたちも多く見たが、そのたびに何となく不憫《ふびん》に思えてつらかった。また、そんな子の親が、途方に暮れ、ただ呆然《ぼうぜん》としているのを見ると、やり切れない気持で、「自分はもっと頑《がん》張《ば》らねば」と思うことも多かった。

自分はやるべきことをしているか、ベストを尽くしているかと自問するとき、まったくその逆の自分がはっきりと認識できて、そのことをまたつらく思った。そんなとき、私は診療のある一コマをよく思い出した。

七歳のその白血病の女児は、二年前から私が治療していた。再燃の後、敗血症になり、死ぬ直前には相当苦しかったのだろう、私たちの無力ぶりを怒り、「この野郎！」「バカ野郎！」「藪《やぶ》医者メ！」などと、苦しまぎれに罵声《ばせい》を浴びせていた。

家庭がとても貧しいらしく、父親は夜の仕事をしていて、わが子が死にそうなその日にも、なかなか連絡がつかなかった。やっと連絡がとれ夜半《やはん》に駆《か》け付けた父親に、本当に最後の別れを惜しむかのように、その子は二〇分ばかり、荒い息をしながら、甘えきっているようだった。間もなく息がとだえるようになったとき、その子は、「お父さん、ありがとう」とあえぎあえぎ言った。そして「お母さん、ありがとう」も力を振り絞《しぼ》って言った。そして、いよいよ最後の言葉は、「先生、ありがとう」であった。

どれほどの意味を含めて言ったかはわからないが、ただ聞く側には、とてもつらく、胸をえぐり取られる感じがした。

その後、診療のさまざまな場面で、この一コマを思い出しては、自分のひどい怠《なま》け姿に気づき、「もっと頑張らねば」と思っていた。あるいは他の医師や医学そのものに、「もっと頑張ってくれなければ」と、不平不満を抱くのだった。

そんなとき、私は一体何をしようとしているのか、という疑問に襲《おそ》われだした。

今の自分は健康でありながら、病院の待遇が悪いとか、同僚が気に入らぬとか、病院の設備が悪いとか、先輩がよくないとか不平不満がいっぱいではないか。一時たりとも心が安らかでないではないか。健康が人の幸せを作るわけではない、幸せを保証するわけではないことは、今の自分が証明しているではないか。それなのになぜ私は、他人の健康ために頑張ろうとするのかと。

テレビの番組で、ある人が詩を作り、別の人がその詩に感動して曲を付け、そしてまた別の歌手がその曲に感動してリサイタルを開いた、ということが報道された。その作詩をした人は四十歳を過ぎておられるように見えたが、六歳のとき、脳膜炎に罹《かか》り、以後、手足の自由が利《き》かないのだそうだ。それどころか、言葉が喋《しゃべ》れない。画面から窺《うかが》うに、たぶん、食事も排泄《はいせつ》も自分ではできないらしい。

この人が詩を作る方法は、こうである。そばのお母さんが「あ、か、さ、た……」と五十音を横に言って行かれる。そして「た」のところまでくると、その人のできる唯一の意思表示の瞬《まばた》きをされる。瞬きと言っても顔全体をしかめるような大変な苦労の瞬きである。すると、お母さんは今度は「た、ち、つ……」と縦《たて》に言って行かれる。そして「つ」のところで、また、あの瞬きをして、「つ」の一文字ができる。

こうして字を連《つら》ねて作った詩が、何と二百にも達するのだそうだ。そして、その中の一つが紹介されたが、それはこんな内容だった。「生きててよかった。こんな重い病気になってよかった。お蔭《かげ》で私は神様にお会いできた。そして生きる喜びを知った。こんな重い病気になってよかった。生きててよかった」。

私はとても嬉しかった。手足の自由がきかず、食事や排泄に人の手を借り、その上、言葉も喋れないなど、それこそ不幸を絵に書いたように思えるこの人が、われわれ健康な者よりも、はるかに確かな生きる喜びを噛《か》みしめておられるではないか。

健康であるにもかかわらず不平不満でいっぱいの自分と、ことごとく健康が冒《おか》されながら、確実に生きる悦《よろこ》びを噛みしめておられるこの人を見れば、健康と人の幸福は無関係であることはもう証明できたと思った。それにもかかわらず、医学は健康を求めて頑張っている。この私も同じように頑張ろうとしている。ずいぶん矛盾《むじゅん》しているではないか。そして、そのためずいぶん無理をしていないか。

❖医学の進歩は破滅への道

ずっと以前に、アメリカのダウン症児の母親の裁判のことが新聞に載《の》っていた。ダウン症は、母親の年齢が高くなるにつれて、その発生頻度が高くなるために、米国の州によっては、高齢妊婦には、羊水穿刺《ようすいせんし》による胎児《たいじ》のダウン症の診断が、当時から法的に許されているのだそうだ。そして、もしダウン症であることが判明すれば、人工流産することも許されているという。しかも、産科医には、このことを高齢妊婦に告げる義務があるのだそうだ。

ダウン症児を産んだ母親は、高齢であったにもかかわらず、産科医がその旨《むね》を告げなかったと主張し、「もし告げられていたら、自分はきっと羊水診断をうけただろう。そして、もしダウン症児を身ごもっていることがわかっていたら、きっと堕胎《だたい》していただろう。この子が生まれたのはその産科医が悪いためだ。私の心の痛手に対する慰《い》藉料《しゃりょう》と、その子の養育料を支払え」と訴《うった》えたのである。そして勝ち取った金額が、なんと約二億円というのである。

ちょうど同じころ、アメリカのある医学雑誌に一つの論文が掲載された。四十歳の婦人が双児《ふたご》を妊娠した。前述の理由で羊水診断を行ったところ、一方は正常で、他方はダウン症であることが判明した。そこで、その妊婦は、ダウン症胎児を子宮内で死亡させて、正常児の方だけを産ませて欲しいと願った。

これに応えて医師たちは、最新の知識と技術を駆使《くし》して、双胎の一方を死なせ、他方と母体に悪影響が出現しないようにした。その方法が論文の主題であった。まず裁判所の許可を得て、起こりうる多くの可能性に対して実に冷静に、確実に、科学的に対処していく。超音波で胎児の位置と部位を確認し、ダウン症胎児の心臓をめがけて、体外から大きな針《はり》を刺《さ》して行く……という具合に、ダウン症児をうまく殺す方法が生々しく書いてあった。

この論文を読んでいて、私はとても気分がすぐれなかった。とてもいやな気持になった。私が不快に感じる理由は、双胎児の一方を死に至らしめる動機や方法が否定しきれないところにある。

ダウン症の子を産みたくないという、母親の切実な願いを思うとき、この処置を悪だと否定しきれない。つまり、この医療行為はわれわれ医師が行っている医療と決して異質ではないということである。われわれが通常、肺炎を治療したり、小児がんを何とか治したいと頑張るのと同質であるというのが、不快に思う理由である。

その後、同誌の通信欄に、この処置に対する反論がいくつか載せられたが、単胎のダウン症の診断と堕胎が許される論理の前には、反論も説得力を欠いていた。

これが当時の最先端医療で、今はもっと効率的に対処している。進歩とはこういうものである。進歩とは破滅への道ではないか。

今、このような医学の進歩を見ていると、人類の破滅は、確実に、着々と、しかも冷静な、理性の働きの中で来るらしい。

仏教ではわれわれのことを、地獄に行くに決まっているという意味で「地獄必定《ひつじょう》の身《み》」だとか、非常に悪性が強いという意味で「低下《ていげ》の凡愚《ぼんぐ》」と言っている。また、もう望みがないという意味で、この世を「末法《まっぽう》」「末世」と言っているのも、人類の破滅を言っているのかもしれない。医学や科学や私が無理をしているというのは、人類を破滅に導いているということである。

❖否定からの出発

では、医学の無理の本質はどこにあるのだろうか。それは医が否定を基本としているところにある。例えば、目が見えないのはだめだ、耳が聞こえないのはだめだ、四肢《しし》が不自由なのはいけない等々である。この否定をすべての出発点にしている。先ほどのダウン症児の話も、結局は、ダウン症はだめだというところに出発点を持つ。ダウン症でも一向にかまわないという肯定ではない。

前に中川米造氏と加藤弁三郎氏との対談を読んだことがある。その中で加藤氏は、同治《どうじ》と対治《たいじ》について説明されていた。これらは仏教の言葉で、例えば発熱に対して、氷で冷やして熱を下げるのが対治で、温《あたた》かくして汗を充分にかかして、熱を下げるのが同治だ、と説明されていた。あるいは悲しんでいる人に、「悲しんでもしかたがない。元気を出せ」といって、悲しみから立ち直らすのが対治で、一緒に涙を流すことによって、心の重荷を降ろさせてやるのが同治だと説明されていた。そして、同治の方が種々の場面で良い効果をもたらす、と言われていた。

この記事を読んでしばらくの間、私は同治について誤解していた。その人の身になって親切に対応するのが同治だと思っていた。が、そうではない。一つ例を示そう。

あるとき、神経性食欲不振症の子どもが入院した。親は、これまでありとあらゆる手を尽くしたけれども、食べてくれないという。本当に子どものことを心配し、自分が病気であるよりももっと心を痛め、何とか食べるようになるようにといろいろ努力したが、改善の徴候《ちょうこう》がみられないという。

入院すると、主治医も一生懸命頑張った。親子関係の問題であろうか、学校に問題があるだろうか、生いたちの問題であろうか、といろいろ原因を探《さが》すなど、本当に親身になって、子どもが食べるようになるための努力をおしまなかった。

このように、皆が患者のことを思い、その人のことを親身に心配するところを出発点とするのを同治というのだと思っていたが、実はこれは対治である。つまり、これらの周囲の人たちの努力は、結局、「食べないことは許さない」という一点において、この子と対立している。だから、この子にとっては、人びとの親切も結局は重荷として感じられたにちがいない。

親切と言えども対治、つまり現実の姿を否定することから出発している。親心《おやごころ》といえども、否定から出発している。いつか予備校生が、両親を金属バットで殴《なぐ》り殺した。私はこの事件を知って、親の否定的態度に耐えかねた子どもの心がよくわかった。親は、子どもが良い大学に入るために、心の底から応援し、励ましていたが、これは、良い大学に入らなければだめだという否定からの応援である。この点において、親は良い大学に入れそうにない子どもとは対立し続けていたのである。

どんなに親切から始まったものでも、医学はすべて否定であって、つまり対治であって、同治は現在の医学では成り立っていない。

親の子に対する態度の中に、完全な同治ではないが、同治に似たいわば同治的なものをときどき見ることがある。つまり、OKだと受け入れる肯定である。

例えば、わが子が死ぬときなど、「何とか生きてくれ、死んだらだめだ」と、子によりかかって泣き崩《くず》れる親がほとんどだが、たまに、「よしよし、よう頑張った。もうよい、もうよい、しんどかったなあ。もうよい、もうよい」などと言う親を見ることがある。これは死を受け入れた、肯定した態度で、同治的である。死ぬしか道の無い者に生きろと言うのは、生きるしか道の無い者に死ねと言うのと同じくらい酷《きび》しい。死ぬ者に死んでもよいと言う者こそ、本当の味方ではなかろうか。

ある白血病児の母親は、常々「もし、この子が死ぬようなことになったら、その直前に自分の血液を少し輸血して欲しい」と言っていた。多分、自分の体の一部も、その子と一緒に死のうという気持からであろう。

そして、ついにその日が来て、夜半《やはん》に意識が無くなり、次第に状態が悪くなっていったとき、その母親は、腕をそっと出して、「先生、輸血を」と言った。二〇ccほど採血して、輸血する間、私は涙がこらえられなかった。受け入れこそ優しさである。

難病で入院をくり返していた子の母親は、よくこんなことを言っていた。

「世間では、この子と同じような子を持つ親たちは、ずいぶん悲観的な見方をする人が多いようで、親子心中などの新聞記事がよく目につく。自分は少し薄情なのだろうか。この子が二歳のとき肺炎で死にそうになって命拾いしてからは、何か儲《もう》け物をしたようで、どうしても心中などする気になれない」と。

そして、その子は、何回か肺炎をくり返した後、ついに亡《な》くなったが、その後で母親は「自分には元気な子が一人いるが、もう一人産もうかと思う」と言う。

「この病気が遺伝病であることも、産まれる子ども四人に一人の割で出現することも何回も聞いてよく知っている。私には確率の話はピンと来ないが、生まれる子全部がこの病気になるのでないことは確かだ。もし元気な子が生まれてくれたら、こんな嬉《うれ》しいことはない」と言い、そしてもっと感動的なのは、「で、もしまた、前と同じ病気の子どもが生まれたら、まあ、それはそれでいいですよ」。

こんな子ではいけない、あんな子ではいけないというより、はるかに心が広々としているではないか。受け入れこそ愛であり慈悲《じひ》である。

❖慈悲とは絶対的肯定である

でも、こんな素晴らしい母親たちといえども、まだ死とか、病気とかに、こだわりがあり、何もかも文句なしに受け入れるというわけではない。それはやはり人間には不可能らしい。

仏様《ほとけさま》のことを考えてみよう。仏様には、一切の否定がない。すべて、ありのままで受け入れてくださる。

「おまえは目が見えないか、一向に構わない」「耳が聞こえる人も聞こえない人も、私の心の中ではまったく同じだ」「頭が悪いか、それでよい、それでよい」「もう死ぬか、生きる死ぬは問題にしていないよ」と絶対的な受け入れで、何一つこだわりがない。

愛とは、慈悲とは、この絶対的な受け入れ、絶対的承諾《しょうだく》、絶対的肯定である。これこそが同治で、仏教が、同治が対治にすぐれていると説明する所以《ゆえん》である。

この絶対的受け入れに対して、医はむしろ絶対的否定の態度、拒絶の態度をとる。否定、拒絶は愛ではない。憎しみのカテゴリーに入る。医学は憎しみを出発点としていると言える。

さらに恐ろしいことに、医学や科学の進歩は、人びとから受け入れの心を奪う。憎しみの心を植えつける。

ほんの少し前まで、夏に暑いのは当然のことで、そこには議論、思考、こだわりなどなしに、人びとは夏の暑さを受け入れていた。ところが最近は、非常に性能が良く、低価格の冷房装置が開発され、ほんの十万円も出せば、真夏でも、一部屋を涼《すず》しく快適にすることが可能になった。

科学は、自然を一つ征服《せいふく》して、われわれの自由はそれだけ広くなったようにも見える。しかし、このような状況になると、人びとは十万円を出費して部屋を涼しくしないことには我慢できなくなる。一見、自然を開拓して、それだけ自由が広がるように思えるが、心の方は、そうせずにはおれなくなるという点で、一層不自由になっている。以前は文句なしに受け入れていたものが、技術と知識の進歩によって、受け入れられなくなる。

言語発達遅延の子が入院した。病棟で付添いの母親の様子を観察していると、母親の子どもへの対応が何か不自然で、何となく子どもをさけるように見えた。母親との話の中で、その子の生まれるいきさつなどを聞いてみると、その子は産む予定でないのにできてしまったのだそうだ。間違ってできてしまったというのである。

ほんの五、六十年前まで、子どもは、できるかできないかの問題で、人びとの手の届かない範疇《はんちゅう》の事柄であった。だから人は、神の恵みだとか、コウノトリが運んでくれたとか、とにかく、すなおに受け入れた。だからこそ母親には自然に、お腹の子どもへの人間的愛情が芽《め》ばえて、生まれた子がかわいく思えるようになっていた。

ところが今は、バースコントロールの知識と技術の進歩で、子どもは、作るか作らないかの問題となった。すると予定外に、間違って妊娠すると、「しまった」「失敗した」という感覚で受け止めてしまう。だから、あの自然の親の愛情は育たなくなり、生まれて来たわが子も心の底からは好きになれないのではなかろうか。

この言語発達遅延の子の場合も、親はその子が本当に好きでないのだから、事務的、業務的な世話しかできず、親子関係はとても不自然になってしまったのだろう。言葉が発達しなかったとしても、少しも不思議ではない。

❖幻の価値観

医学や科学は基本的には否定、拒絶から出発し、そしてその進歩がもたらすものも否定、拒絶ということになるが、一体どうして、人びとは、このように否定的態度しか取れないのだろうか。

その理由は人間の価値観にある。人間の価値観を、私は欲望体系だと言っている。人は欲望に順序、ランキングをつける。例えば、生きたいという欲望は何よりも上位にランキングし、以下、上から順々に痛みから逃《のが》れたい、格好良く見せたい（名誉欲）、お酒を飲みたい等々と無限の欲望が続く。そして、その上位の欲望を満足させるものを価値が高いとし、下位にある欲望を満足させるものは価値が低いとする。だから、延命や救命は最も価値が高く、逆に、美味《おい》しい料理を作るとか、酒を飲ませてくれるとかは、それに比して価値が低いと見る。

正邪《せいじゃ》の判断もこの欲望体系に基づく。欲望体系の上位のものを満たすために、下位のものを犠牲《ぎせい》にするのは正当とみなすものの、下位の欲望を満たすために上位のものを犠牲にするのは邪とみなす。例えば、命のための痛い手術を受けるのは正であるが、手術の痛みを逃れたいばかりに命を落とすのは、邪というか、バカらしいと見る。酒のために格好良さ（名誉）を捨てるのを、人びとは良いことだとはしない。

道徳も、この欲望体系による価値観を基本としている。自分の上位の欲望を犠牲にして、他人の欲望を満たそうとするのを美徳とし、他人の高位の欲望を犠牲にして、自分の低位の欲望を満たそうとするのを悪徳というのである。貧乏のどん底にありながら、なお他人にお金や物を差し出すのは美徳であり、金欲しさのために他人の命を奪うのは悪徳という具合である。

人の意志も、この欲望体系上の問題である。つまり意志とは、ある欲望を満たすことを、他の欲望に優先させることを、自分の内に明確にすることである。

何々すべきと言うのは、その欲望を上位にランクすべきと言っているのであり、そうすべきでないと言うのは、その欲望は低位に位置している、と主張しているのと同じである。したがって、物事の正邪、道徳性、適否の、普遍性、真実性は、この欲望体系の普遍性、真実性にかかっている。

ところが、この欲望体系に普遍性、真実性があれば話は簡単であるが、個人個人によりまったく異なり、同じ人でも場合によって異なる。命は地球よりも重いと言い、世界の誰もが命を優位に位置づけているように見えるが、実際はそうではない。

例えば、身体が不格好だとか、息子の悪事のために世間に顔向けできないとかの理由で、自殺する人もいる。ここでは、格好良さや世間体が、命より上位に位置づけられている。お金がないために命を断つのも同じである。心の痛みに耐えかねて自殺する人もいる。酒が飲みたいばかりに全財産を費やし、命を縮める人もいる。

このように、人により、場合により、この欲望体系は決して一定しない。しかも欲望体系は、理性だけによって決まるほどの単純なものではなく、この生身《なまみ》の心身全体で決まるものである。「わかっちゃいるけど、止《や》められぬ」「やらねばならぬと思っていたが、ついつい横着してしまった」などというのもそれである。

この欲望大系は理性以前の何かで決まっている。ある科学雑誌で、人工食品色素が人の行動に影響するという二つの論文を読んだ。一つは、幼児に人工色素入りのジュースを飲ますと、天然ジュースを飲ませたときよりも、蹴《け》る、叩《たた》く、咬《か》む等の嫌悪《けんお》的行動が多くなるという論文で、他方は、平均十歳の子どもに人工色素を摂取させると、学習能力が低下するという論文で、いずれも、人工色素の許容量を決めるには人の行動学的観点からも検討すべきだと主張していた。

つまり、人の行動は人工色素によっても変わりうるものである。フェインゴールドは、多動症などの子どもの五〇％は食事から人工色素などを除去すると治ると主張している。

このように外部因子によって、人の行動や判断が異なるとしたら、自分は何かによってあやつられているということになり、ひどく驚いたのだが、よく考えてみると、人の行動や判断に影響を及ぼさない外部因子などあり得ないことがわかる。

例えば、静かな音楽が流れているか、騒《さわ》がしい雑音の中にいるか、美味しい物を充分に食べた後か、ひどく空腹か、暑いか、寒いか、大いに褒《ほ》められたか、ひどく叱《しか》られたか、自分が美人か、不美人か、どんな人を親に持つか、どんな社会的地位にあるか等々、すべてその人の行動、判断に影響を及ぼすのである。

逆に言うと、自分で理性的に判断するとか、行動するとか言うが、自分という確固たるものはなく、色素とか、音楽とか、満腹とか、遺伝とか、あらゆる外部因子の合計が自分の判断、行動である。今の自分とは、そこに作用する無限大の空間の、無限の過去からの全因子の総和ということになる。そういう自分を生身の自分と言っているのである。この無限の諸因子のことを、仏教では「業《ごう》」と言っていると思うが、自分とはこの業によって決まってしまい、また刻々と変わりつつある。

よきこころのおこるも、宿善《しゅくぜん》のもよおすゆえなり。悪事《あしきこと》のおもわせらるるも、悪業のはからうゆえなり。故聖人のおおせには、「卯《う》毛羊毛《もうようもう》のさきにいるちりばかりもつくるつみの、宿業《しゅくごう》にあらずということなしとしるべし」とそうらいき。

（『歎異抄』）

欲望体系も、業によって刻々と変わり、人によって千差万別で、普遍的な一定した体系は成り立たない。最近、「価値観が多様化した」と言われているが、最近でなく、元来、人間の価値観は一定し得ないものである。

このことからわかるように、われわれが考えている価値は、その対象に実在するのではなく、生身の自分の欲望に従って、銘々が勝手に対象に抱《いだ》く幻想《げんそう》である。対象に価値を幻想せず、ただありのままに物事を観《み》るのが仏である。仏は、死ぬも生きるも平等に観る。死ぬのは悪く、生きるのは良いとはされない。目が見えるのも、見えないのも、自分の中ではまったく同じだと言われる。知能指数の高い人も、低い人も、自分の前ではまったく平等だと言われる。どうしてそれが可能なのだろうか。それは無分別智《むふんべっち》によって物事を認識するからである。

物事を認識するときに二つの型がある。例えば、ここに鉛筆がある。この鉛筆を説明するために、長さ、形、重さ、色を示す。しかし、それだけでは鉛筆は語り尽くせない。そこで、観点を変えて、用途《ようと》、機能、使用方法等に言及する。それでも鉛筆は言い尽くせない。今度は、化学的立場から、構成成分、分子構造、化学的性状についても明らかにしてみる。それでも鉛筆は語り尽くせない。このように、観点、立場を変えて、これを分析《ぶんせき》し続けて行って、鉛筆を認識しようとするのを分別智《ふんべっち》といい、これは私たちの通常の認識であり、科学的やり方、科学的な知恵もそうである。

しかし、これでは、どこまで行っても鉛筆は一向に解明されない。むしろ、細かく分析すればするほど、本質はボケてくる。どんなに正確に見ても、ある観点からの見方、つまり特定方向からの見方に過ぎないから偏見《へんけん》である。科学はたかだか偏見で、真実をみることができない。

もう一つの認識の型は、このように細かく分析して行くのとは反対の方向である。「この鉛筆」と全体を一度に認識する。「この鉛筆」というときには、ペンではなくて鉛筆だという具合に、まだ分析的観点が残っているので、さらに「これ」として認識する。「これ」というときも、「あれ」でなくて「これ」という分析的立場に立っているので、これ、あれという立場も離れて「……」と認識する。この「……」のことを空《くう》という。

このように、一切の分析的立場を離れて、全体を一ぺんに「……」つまり空と認識するのを、分別智に対して無分別智という。無分別智で認識すると一切はすべて空で、このことを色即是空《しきそくぜくう》という。仏は一切を無分別智で観る。なかなか説明のしようがないのだが、ほんとうは、無分別智そのものが仏である。

この無分別智には、一切の分析的立場、言いかえると特定の観点がない。分析しなければ一切が全体的一で区別はない。この全体的一が空である。認識するものとされるものも一体である。だから無分別智自体が空である。ああだ、こうだという認識を離れた認識であるから、無知だと言う。しかし、ありのままに、すべての物事を認識できるから全知《ぜんち》だとも言う。あるいは、まるで大きな鏡がありのままの姿を映すのと同じように、真実を認識するから、大円鏡智《だいえんきょうち》と言う。一切の立場を離れているから、すべてを平等に、優劣なく見る。それで平等性智《びょうどうしょうち》とも言う。一切の立場、つまりこだわりを離れているから寂滅《じゃくめつ》とも言い、涅槃《ねはん》と言う。仏、空、無分別智あるいは単に智《ち》慧《え》、大円鏡智、平等性智、寂滅、涅槃は、みな同義語である。

仏が一切を平等に観ることが可能なのは、一切をありのままに観るこの無分別智、つまり真の智慧によるからである。無分別智で観れば物事に優劣や価値はない。これが真実である。価値とは、われわれ人間が対象に抱く幻《まぼろし》にすぎない。

❖医の倫理と仏教の慚愧

しかも人間は、この幻の価値のとりこになってしまう。この幻の価値を行動の出発点とし、これを行動や物事の評価の基準にしてしまう。

先年亡くなったマザー・テレサの活動はよく知られている。女史は自分の苦労や貧しさなどはものともせず、路傍《ろぼう》で死んでいく人びとに、何の差別もなく、何ら躊躇《ちゅうちょ》する心もなく、手を差し出されたそうだ。「ちゃんとした死を迎えてもいいはずではないですか」と、小さな小屋に連れて来て、身体を清潔に清め、こざっぱりした着物を着せて、そっと最期の一瞬まで見守られたそうだ。これは人間としては最高の行為なのだろう。私など、その真似事さえできない。

でもこのマザー・テレサが、大御殿《だいごてん》で黄金のベッドで、医師団と家族や親族に見守られて死んでゆく人に、「あなたもどうぞ」と手を差し出し、自分の小屋に連れて来て、華麗《かれい》な着物を、継《つ》ぎはぎだらけのこざっぱりした着物に着替えさせて、死を迎えさせるという話は聞いたことがない。

路傍で死ぬ人を何とかしてあげたいというのは、人間としての最高の行為であるが、その根底には路傍で死ぬのはだめだという否定がある。少なくとも仏様の考えとは異なる。仏様には、路傍で死ぬのも御殿で死ぬのもまったく同等であるから、それをどうこうしようとする意志は働かない。仏様には、路傍で死ぬのもOKだと、絶対的な受け入れがある。幻の価値をつけずに、ありのままの姿を見ることが可能だから、これが可能となる。

女史の見方には優劣がある。路傍ののたれ死は否定されている。否定はどんなに親切に見えても、愛ではない。否定は愛の反対である。これが人間の限界である。

このように、どんな立派な人でも、この幻の価値観を離れることができず、その価値観に、何か確実なものがあるかのように錯覚《さっかく》している。そしてこの錯覚は、自分の行為の心理的支えとなり、他人に対しては、ああしてあげる、こうしてあげるという親切心のよって立つところとなっている。入院させてあげよう、この薬を使ってあげようという親切心だが、じつは、自分の幻の価値観に過ぎないものの押し売りである。何と傲慢《ごうまん》なことか。相手の望んでいる行為ならどうか。二人で同じ幻を追っているだけである。何と悲しいことか。

　いつか、ある患児の気管切開のことで激しく論議された。「早く気管切開をしてやるべきだ」「否、もう少し待ってやるべきだ」と、いずれも、何々してやるという気持である。正反対の意見で、少なくとも一方は間違っているはずなのに、両方とも何々してやるという意識がある。自分の価値観の押し売りということである。

　自己をはこびて万法《ばんぽう》を修証《しゅしょう》するを迷いとす。万法すすみて、自己を修証するは悟りなり。（道元『正法眼蔵』）

論議とか論争とかは、迷いの競《きそ》い合いだろうか。

最近、医の倫理がさけばれている。だが、倫理が医学を立ち直らせることができるだろうか。答えはノーである。あれは倫理的に正しいとか、これは非倫理的だと言うのは、幻の価値観に照らして言っているのであって、元来一切のものが平等である真実の世界には、倫理的も非倫理的もない。倫理自体が、幻の価値観の押し売りであろう。言うならば、倫理自体が非倫理であるからである。「世間虚仮《こけ》　唯仏是真」（聖徳太子）と言われているが、倫理と言えども虚仮である。

われわれ医師は、よく反省会などを開いて、何が良く、何が悪かったかを反省し、今後どうすれば人のためになに役立つだろうかなどと考える。あるいは、毎年開かれる何百もの学会も、少なくとも建て前では、これまでのことを反省し、改良することにより、患者、国民にできる限りの利益をもたらすことを目的としている。

しかし、これもわれわれの幻の価値観を基本に考えているわけで、真実に基づいていないから、所詮《しょせん》「患者さんのために、少しでもよいことを」は不可能なのである。

謙虚に反省し、よく考え、努力すれば、何かよいことができそうだというところに、基本的な反省が欠けている。自惚《うぬぼ》れている。われわれはどんなにもがいても、幻の価値体系の押し売りしかできないという基本的反省が欠けている。

この基本的反省を、仏教では慚愧《ざんぎ》と言っているが、

「慚」は人に羞《は》ず、「愧」は天に羞ず。これを「慚愧」と名づく。「無慚愧」は名づけて「人《にん》」とせず、名づけて「畜生」とす。（親鸞『教行信証』信巻）

この基本的反省を忘れて、ああしてあげようとか、こうすべきだ、というのは畜生《ちくしょう》だと言う。

幻の世界でなく、真実の世界には、一切の優劣がないのだから、あれよりこれがよいとか、こうするのがよいとかは、全々ないことになる。だから、こうすべき、ああすべき、こうすべきでない、ああすべきでないというのは、すべて偽である。

聖人のおおせには、善悪のふたつ総じてもって存知《ぞんじ》せざるなり。（『歎異抄』）

あるいは、小賢《こざか》しく、「あれがよい」「こうするのが悪い」というのは、根拠のないことだという意味で、

よしあしの文字をもしらぬひとはみな
まことのこころなりけるを
善悪の字しりがおは
おおそらごとのかたちなり（親鸞「自然法爾章」）

という言葉も、胸にぐさりとささる思いがする。

❖母親は母親であるだけでいい

物事を、欲望的立場から、優劣をつけて見るゆえに、ああではいけない、こうではいけない、こうありたい、ああありたいという悩み、苦しみが生じる。だから、欲望体系的な見方をする人間的立場から、一切を平等に観《み》る仏の立場に変われば、一切の

苦や悲しみから解《げ》脱《だつ》できることになる。その世界が、寂滅、涅槃である。

そこで、その世界に達するための方法論によって、いろいろの宗派ができて、各々固有の修行を行っている。

しかし親鸞の教えるところは、どんなにもがいても、それはわれわれ凡人には、とうてい不可能だから、その不可能な身をそっくり仏様に任《まか》せなさいと言われるのである。否、仏はそんなわれわれをすでに受け入れてくださっていると言われるのである。

例えばもし今、私に、息子が交通事故に遭《あ》い、頭をひどく怪我しているという急報が来たとすると、私はきっと背筋が寒くなる。なぜか。私には、頭がやられた子はだめだという否定があるからである。脳がやられて、手足が不自由になった子はいけない、知能が低くなった子はだめだ、という心があるから、背筋が寒くなる。

「手足が不自由だろうと、知能が下がろうと、誇らしい子だ」、「頭がやられようが、やられまいが、OKだ。そんなことは問題ではない」という肯定、受け入れの心があれば、背筋は決して寒くならくて済む。一切の不安は無いはずである。

しかし現実の私は、やはり背筋が寒くなる。頭のやられた子は素直には受け入れられない。いや、頭がやられた場合だけではない。目が不自由でも、耳が不自由でも、学校の成績が悪くても、つき合う友達が好ましくなくても、皆、私には受け入れられない。私はわが子に関して、何一つOKと言えない。仏様はすっかりOKだと言ってくださるわが子に、私はOKと言えない。いつも否定的立場でしか対応できない。否定は愛ではない、愛の対極である。憎しみである。

ああ、私はわが子さえも愛せないのか。私はわが子にさえも慈悲を差し出せないのか。何というひどい身だ。何という悲しい身だ。なるほど地獄必定の身だ。底下の凡愚だ。

しかしである。仏は、こんなひどい私を、OKだと受け入れてくださる。いやすでに受け入れてくださっている。有難《ありがた》いではないか。嬉しいではないか。仏は、おまえが自分の子を愛するか、愛さないかは問題にしていないという立場で、わが子さえ愛さない私も、すっかりOKだと言ってくださる。それが聞こえる。それがわかる。

このことが私にわかるようになったのに、二つのきっかけがあった。

私は、母親に育児についてよく話していた。育児における注意点や、一般常識、病気対策など、小児科的知識を与えて、母親を教育するのだという自負があった。

あるとき私は、近所の二歳の子どもを、一時間ばかり子守した。小児科医だし、子ども好きだから、気軽に引き受けた。ところが、他人の子どもの子守は実に大変である。子どもは冒険心が強く、危険な物に触れたり、いたずらしたり、その上、実によくチョコチョコ動きまわる。後についてまわるだけで、汗だくであった。

やがてその子の母親が現われて、私はやっと解放された。そしてその後の、その子の様子を見ていると、それまでとまったく違う。その子は母親の傍《そば》を離れようとしない。離れてもすぐにもどる。だから、母親はほとんど動かずに、その場にいて、他人と話し続けていればよいのである。

これを見て、親子とは、こういうものかと知らされた。この母親はこれで充分ではないか。少なくとも、小児科医よりはるかに完璧ではないか。小児科医として、こんな母親に何を教えることがあろうかと思うようになった。これまでの自負は赤面《せきめん》に変わった。理想の母親像には、百も二百もの条件があるだろうが、母親は母親であるだけで、そんな条件とは無関係に完璧だと思うようになった。

もう一つのきっかけは、「父親」である。永井隆氏の『この子を残して』という随筆集を読んだ。氏は放射線障害で慢性白血病になり、それも次第に進行し、そのうえ頼りにしていた奥さんを長崎の原爆で亡くし、二人の子どもを連れた身で、寝たきりになってしまった。

「ある日の午後、二帖一間の家で、ウトウト昼寝をしていたら、茅乃《かやの》が、そおっと布団の中に忍び込み、しばらくして、『お父さんのにおい』と言って、またそおっと出ていく。自分は、この子たちのために、何一つしてやれないが、ま、生きておればにおいくらい嗅《か》がしてやれる。でも私は間もなく死ぬだろう。死んだ後、この子たちはどうするだろうか」と、先を案じて書いたのが、この随筆集である。この本の最初の数ページを読んでいて感動し、とても胸が熱《あつ》くなった。

その時こう考えた。痛ましいほどの父親だが、茅乃にとって、誰がこの父親に替わることができようか。この父親は、この子にとっては日本一の父親だ。理想の父親像の条件はいくらでもあろうが、その条件のいずれも満足することのできない父親が、完璧な父親だ……と。

せめて子どもと遊ぶことができれば、せめて子どもの食事でもつくることができれば、せめて一定の収入でもあれば、完璧になるというものではない。遊ぶことも、食事を作ることも、収入を得ることもまったくできない、その状態がそのままで完璧なのだ。間もなく死ぬかも知れないその父親が、そのままでその子にとって完璧な父親なのだ。このように、親はただ親であるだけで、完璧であると思うようになった。同じように、子は子であるだけで完璧である。一切の条件なしで、私の子どもも完璧である。にもかかわらず、この私は、ああではいけない、こうではだめだと、わが子にけちを付け、否定している。

こう考えていったとき、こんな、わが子さえ愛することのできない私も、無条件でこれで完璧だと思うようになった。そして、この完璧とは、仏にそっくり許されている、受け入れられている、愛されていることだとわかって来た。

❖南無阿弥陀仏を生きる

お経の中では、阿闍世《あじゃせ》が父親を殺害してあとで後悔して悩むが、その父親殺しの犯人が救われる。父を殺したかどうかは問題でないとして、仏に許される。

あらゆる罪人が仏の前では許される。加害者も、加害者を憎む被害者も平等に許される。それは仏が欲望体系的立場でなく、一切に優劣や幻の価値を付けない立場であるから、許し得るのである。何ら理由なしで許す。もしそこに理由があれば、一方をよしとすれば他方はよしとはできないはずである。それが両方とも可能なのは、理由なしの無分別智であるからである。

無分別智である仏は、悪いことをしたやつだが、我慢して許すというのではない。仏は、そんなことは罪と思っていないとして許す。絶対的な許しである。救いである。私たちが罪を作ったと思うのは、自分の欲望体系に照らして見て、優位の欲望を踏みにじったと考えているからであって、元来、優位も劣位もない仏の側には、最初から罪は存在しない。

　罪業《ざいごう》もとよりかたちなし
　妄想顛倒《もうそうてんどう》のなせるなり（親鸞「愚禿悲歎述懐」）

と仏の側では、絶対的許し、受け入れ、つまり救いが完成している。

この絶対的な許しこそ、私がこの肌《はだ》に、慈悲として感じうるものである。途方もなく偉大な慈悲として、ひしひしと感じる。この慈悲の本態は空であって、色も形もないのだが、慈悲として感じるものには、そこに人格を感じる。だから仏様という呼び名がピッタリとするし、仏像として表わされているものも理解できる。空中の電気のスパークに、「雷さま」と人格を感じるのと同じである。それでもあくまで仏様の本態は、影も形もない、広大な、静かな空であり、涅槃である。

空である仏様は、こちらが救いを求める以前に、すでに何もかも許し、受け入れ、承諾し、慈悲で包んでいてくださっているのだが、この救いは、こちらが苦しみ、悩むところにのみはじめて実感できる。

苦しみ、悲しみ、悩みは、仏がすでにOKだと受け入れ済みのものを、自分が受け入れないところに成立している。仏と同じように肯定し、受け入れれば、悩みや悲しみは発生しない。つまり悩み、苦しみは、仏への反発、反逆である。仏教では、この反発のことを、破法とか、謗法罪《ぼうほうざい》と言っている。道徳的罪のことではない。物事に優劣を幻想するところからくる一切の誤りのことである。道徳的罪を超えた、人が人として生きるとき必然的に犯す絶対的悪のことである。この罪があるゆえに地獄必定の身であり、凡愚である。この謗法の罪を深々と感じるところに、謗法の罪を犯した私がそっくり許されていると感じるのである。そこが喜びであり、救いである。

この謗法罪の意識こそ慚愧である。だから慚愧は人であるための条件である。人とは救われ得るものという意味である。

反対に、自分が何かよいことを行っているという意識のところには、許され、受け入れられているという実感は現われない。罪の意識から許しを請《こ》うてこそ、許しが嬉しいのである。何々して上げた、何々してやると自惚《うぬぼ》れているところには、許しは感じられない。だから、無慚愧は畜生《ちくしょう》だと言われるのである。畜生とは、救いの喜びを味わうことのできない者という意味である。ここが、親鸞聖人の言われる悪人正機説の根拠だと思う。

善人なおもて往生をとぐ、いわんや悪人をや。（『歎異抄』）

したがって、罪を深く感じる者には、それだけ許しの喜び、救いは大きく、罪意識の少ない者には喜びはその程度しかない。罪意識の大きさ、つまり苦しみの大きさによって、救いの大きさもきまる。

罪障功徳《ざいしょうくどく》の体《たい》となる
こおりとみずのごとくにて
こおりおおきにみずおおし
さわりおおきに徳おおし（親鸞「高僧和讃」）

この身が地獄必定の身であるがゆえに、救いは最上である。底下の凡愚であるゆえに無限の喜びがある。最初に述べたように、人類を破滅に導くような医にたずさわっているゆえに、この上なく有難く感じるのである。

ああ、何という阿弥陀仏の周到な心くばりだ。地獄必定、底下の凡愚、人類の破滅がすべて、この私を救うための必要条件であったとは。私の悪性は私が救われるための必要条件であったとは。仏はすべての条件を整えて、私一人をめがけて、救いの手を差しのべてくださっていた。

弥陀の五劫思惟の願をよくよく案ずれば、ひとえに親鸞一人がためなりけり。されば、そくばくの業をもちける身にてありけるを、たすけんとおぼしめしたちける本願のかたじけなさよ。(『歎異抄』)

嬉しいではないか、このひどい身が、すっかり許されている。それどころか、許され、弥陀に抱かれていながら、私はまだ反発し続けている。私には仏に反発する自由が与えられている。悩む自由、悲しむ自由が与えられている。この自由がまた嬉しいのである。

この喜びを感じるところが浄土である。浄土は今、ここにある。他のどこにあるものでもない。私は浄土にいる。

浄土真宗に帰すれども
真実の心《しん》はありがたし
虚仮《こけ》不実のわが身にて
清浄《しょうじょう》の心《しん》もさらになし
無慚無愧《むざんむき》のこの身にて
まことのこころはなけれども
弥陀の回向の御名《みな》なれば
功徳は十方にみちたまう（親鸞「愚禿悲歎述懐」）

この浄土では、仏に反発し、救われていることを忘れていても、仏の側では、しっかりと私を抱いていてくださる。何と安心なことか。何と有難いことか。

我また、かの摂取の中にあれども、

煩悩、眼《まなこ》を障《さ》えて
見たてまつらずといえども、
大悲ものうきことなく、
常に我を照したまう、といえり。（親鸞「尊号真像銘文」）

この身がすっかり救われていると実感するとき、この救いそのもの、救うという能動態の行為そのものが阿弥陀仏である。そして、救われているという受動態の行為が南無阿弥陀仏である。だから、阿弥陀仏も南無阿弥陀仏も同じものである。南無とは帰命《きみよう》という意味だそうだ。この南無阿弥陀仏こそ、一切の煩悩を超越した解脱、真の解脱だと親鸞は教えてくださっているのである。それがよくわかる。

私は医師として患者さんに何一つよいことをすることのできない、否定し、憎む立場の身である。そうとしか在りようのない生身の身である。それがそっくり許されている。患者さんだけではない。わが子にさえも、慈悲の心を持つことができず、いつもその対極の心で接する身である。それでも私は許されている。

わが身の罪は、医師を辞《や》めれば片づくものでもなく、親でなければ罪が無いのでもない。どちらに行っても罪作りの、八方塞《ふさ》がりのこの身でありながら、私は救われている。

だから私は、患者さんに、息子たちに、皆に、「どうぞ皆、仏の慈悲をいただいてください。どうぞ救われてくださ い。いや、どうぞ皆、すでに仏に救われ、愛されていることに気づいてください」としか言いようがないのである。そう言いながら、また、私は罪を作り続ける。

小慈小悲もなき身にて
有情利益《うじょうりやく》はおもうまじ
如来の願船《がんせん》いまさずは
苦海をいかでかわたるべき（親鸞「愚禿悲歎述懐」）

地獄必定のこの身が浄土にいる、人類を亡《ほろ》ぼす医者が浄土にいる。滅亡の道を一直線に走っている人類が、そっくり甦《よみがえ》っている。八方塞がりの身が全面解放されている。これが、私が、人として、医師としてありうるたった一つのあり方である。どうあってもよいという無限に自由な、たった一つのあり方である。

読者の中には、こんな話に強く反発される方も、一笑に付される方も多かろう。それでも私は一向にかまわない。反発されるされない、間違っているいないは、全然問題にされることなく、私は仏にしっかりと支えられているからである。

長々と述べて来たが、おわかりいただけただろうか。あなたも、すっかり仏に支えられているということが。

あとがき

法藏館と星野元豊氏は私の仏縁の中では特別の意味を持つように思える。そもそも私を取り囲む一切が、久遠《くおん》の過去から今に及ぶすべてが、私への説法である。何一つ特別なものはないはずである。それが第十七願と「重誓偈」の教えるところである。それでも特別の意味があるように思えて仕方がない。もし、氏の著書に出会えなかったら、今のように親鸞の教えを頂くことは到底できなかったに違いないと思えるからである。

二十年ほど前、たまたま氏の『講解教行信証・教行の巻』に巡《めぐ》り会った。以来、この『講解』全六巻とやはり同氏の著作の『浄土』『浄土の哲学』の計八冊は、これまでもう何回読んだことだろう。

この八冊は最初長い間、とても私の手におえる代物《しろもの》ではなかった。いずれも実に難解で、無味乾燥で、まったく別世界の話のようだった。何度も放り出そうかと思った。それでも諦《あきら》めきれず、またしても取り出しては読み直した。私の求める答えが潜《ひそ》んでいるという漠然《ばくぜん》とした思いがどうしても心を離れなかったからである。

放り出さなくて良かった。答えが見えた。念仏の道が開けた。お蔭で今ではこの八冊が何時もみずみずしく語りかけてくれる。読むたびごとに改めて膝を叩き、喜びを噛《か》み締《し》めることができる。親鸞の声が微《かす》かに聞こえる思いがする。他の本はほとんど読まない。この八冊だけを繰り返して読んでいる。片田舎で聞法の機会に縁遠い私を何時も傍らで導いてくれる。毎日の心の糧となっている。感謝しきれないほど有難いと思っている。

実はこの八冊はすべて法藏館から出版されている。だから法藏館と聞くだけで決まって心が少なからず熱《あつ》くなる。その法藏館から、このたび思いがけなくも私の拙い文章を出版して頂くことになった。感慨は一入《ひとしお》である。

本書は、もともと十七年も前に『日本医事新報』という医学雑誌のメディカル・エッセイという投稿欄に掲載されたものを一部手直ししたものである。読者のうちどなたかお一人でも、この拙文を南無阿弥陀仏への一つのご縁にしてくだされば望外の幸せである。

最後に、この企画にお誘いくださった同朋大学の田代俊孝教授、編集にご尽力くださった池田顕雄氏に感謝の意を表します。

二〇〇〇年一月三〇日

駒沢　勝

駒沢 勝（こまざわ まさる）

1942年広島県に生まれる。岡山大学医学部卒業。国立岡山病院に22年間勤務。その間、小児ガンなど難病の患者の診療に携わり、数多くの幼い子どもたちの生死に関わった。1991年より岡山県備前市にこまざわ小児科を開業する。
現在、日本小児科学会代議員。真宗連合学会会員。著書に『病気の子供も日本一』（山陽新聞社）がある。

健康であれば幸せか 親鸞さまと私
ひとりふたり‥聞法ブックス 4

2000年3月20日 初版第1刷発行
2018年11月15日 初版第8刷発行

著者——駒沢 勝
発行者——西村明高
発行所——株式会社法藏館
〒600-8153
京都市下京区正面通烏丸東入
電話：075-343-5656
振替：01070-3-2743

印刷・製本——厚徳社

乱丁・落丁本の場合はお取り替え致します
ISBN978-4-8318-2134-8 C0015

著者の本

目覚めれば弥陀の懐　駒澤　勝著　一八〇〇円

ひとりふたり・・聞法ブックス

海をこえて響くお念仏　張《チャン》　偉《ウエイ》著　三八一円

やさしく語る 仏教と生命倫理　田代俊孝著　三八一円

ねぇぼくの気持ちわかって　富田富士也著　三八一円

生きるための歎異抄　松田正典著　三八一円

勇気をくれた子どもたち　祖父江文宏著　三八一円

老・病・死の現場から　田畑正久著　三八一円

今、今日を生きる　田畑正久著　三八一円

仏の智慧　仏教でシェイクスピアの『リア王』を読む　狐野利久著　三八一円

真実に遇う大地　松田正典著　三八一円

医者の目 仏のこころ　田畑正久著　三八一円

法藏館　価格は税別